IRRIGATION
NASO-PHARYNGIENNE

OUVRAGES DU MÊME AUTEUR :

1° DE LA PROPHYLAXIE DE LA PETITE VÉROLE . . . . **5** fr.

2° LE MONT-DORE (étude médicale) . . . . **4** »

3° LETTRES SUR L'EMPLOI DE LA VIANDE CRUE ET DE L'ALCOOL

DANS LES MALADIES CONSOMPTIVES . . . . **1** »

———

Paraîtra en 1876 :

GUIDE COMPLET AU MONT-DORE, par M. le Dr Alvin et M. L. Clugnet.

———

Paraîtra par fascicules, à partir de 1876 :

TRAITÉ COMPLET DE RHINOSCOPIE.

IRRIGATION
NASO-PHARYNGIENNE

NOUVELLES RECHERCHES

APPLICATION DES EAUX DU MONT-DORE

APPAREIL

PAR

M. LE Dr ALVIN

MÉDECIN CONSULTANT AU MONT-DORE

Prix : 2 francs.

PARIS

G. MASSON, ÉDITEUR

LIBRAIRE DE L'ACADÉMIE DE MÉDECINE

17, PLACE DE L'ÉCOLE-DE-MÉDECINE, 17

MDCCCLXXV

DE L'IRRIGATION
NASO-PHARYNGIENNE

Lorsqu'on étudie avec soin l'histoire de la médecine, on est bientôt étonné du nombre considérable d'idées nouvelles produites à différentes époques dans toutes les branches de la science et du nombre de procédés successivement proposés pour en tirer parti. Parmi ces idées et ces procédés, il en est qui eurent une telle portée et une telle valeur qu'ils sont restés classiques. Universellement expérimentés par les praticiens, ils furent rapidement connus et valurent à leurs auteurs la popularité scientifique qui s'attache aux grandes découvertes. Mais, il faut le dire, ces novateurs privilégiés forment l'exception. La règle veut, hélas ! qu'en médecine comme en industrie, comme partout ailleurs, l'idée nouvelle soulève plus de défiance que d'intérêt, et que, malheureusement, la routine trouve parfois plus de défenseurs que le progrès.

Le but de cette note n'est pas d'appeler l'attention de nos lecteurs sur une innovation ; c'est de mettre en lumière le procédé thérapeutique reposant sur le fait physiologique découvert dès 1847 par E.-H. Weber, l'éminent professeur de Leipsik, pour le traitement des maladies du nez et de la cavité naso-pharyngienne.

Après avoir jeté un coup d'œil rapide sur l'historique de ce procédé, nous espérons montrer comment on est en droit d'en attendre des effets plus sérieux et plus étendus que ceux qu'il a donnés jusqu'ici. Nous croyons que l'application patiente que nous en avons faite, en nous servant des eaux minérales naturelles du Mont-Dore, nous a conduit à apporter à l'irrigation naso-pharyngienne quelques perfectionnements, à rendre son emploi plus sûr et plus facile, enfin à regarder son application raisonnée comme un moyen curatif général d'une foule d'affections nasales ou naso-pharyngiennes.

— 6 —

Le fait physiologique signalé par E.-H. Weber dans
Müller's Archiv. est bien connu. Nous citerons cependant
ici un fragment de son article pour faire voir qu'il ne s'a-
gissait d'abord, dans l'esprit de l'inventeur, que d'un simple
remplissage des cavités naso-pharyngiennes au moyen d'un
liquide :

..... « Je dois faire observer que chez un adulte que l'on
fait placer sur le dos de manière que la tête s'étende sur le
lit et que les ouvertures des narines soient tournées vers
le haut, on peut remplir complétement d'eau les cavités nasales sans que cette eau coule en bas dans la gorge, de l'autre
côté du voile du palais, et sans que la respiration par la bouche
soit empêchée. Le remplissage a lieu, même quand on fait
arriver l'eau par une seule narine, pour l'autre narine aussi :
l'eau traversant par l'un des méats nasaux (choanae) à travers
la partie supérieure adjacente de la gorge, et arrivant dans la
l'autre méat nasal. L'eau s'étend alors dans les deux narines et présente pendant les phases respiratoires une sur-
face alternativement convexe et concave. On voit ainsi que le
voile du palais peut fermer la sortie de la partie supérieure
de la gorge, dans la partie moyenne, de sorte qu'aucune eau
ne descend quand nous ne détruisons pas par des mouvements volontaires cet appareil (disposition) du voile du palais.
Il est possible de parler pendant que les deux fosses nasales
sont remplies par l'eau. Les fosses nasales ainsi remplies
avec les cavités adjacentes contiennent, chez moi, pour une
expérience, 16^{cc}6 d'eau, dans une seconde, 17^{cc}7 ; chez un
jeune homme de 16 ans dans une expérience 8^{cc}3, dans
une autre 11^{cc} 7. Je me sers pour introduire l'eau dans les
narines d'un tube de verre effilé rempli de liquide, que je
tiens fermé avec le doigt et que j'ouvre lorsque sa
pointe se trouve juste au-dessus de l'ouverture de la narine (1)..... »

On peut remarquer d'ailleurs combien le procédé de E.-H.
Weber était primitif; ajoutons qu'il n'avait d'autre but que

(1) *Müller's Archiv,* 1847, pages 351 et suiv., « De l'influence ou refroi-
dissement et de l'échauffement des nerfs sur leur pouvoir conducteur, »
par Ernest-Henri WEBER.

d'aider à ses expériences physiologiques sur la transmission nerveuse de la sensation.

Néanmoins, le progrès était accompli, grâce à cette curieuse propriété, le praticien allait avoir sous la main un moyen véritablement pratique d'agir sur les muqueuses nasales d'une manière facile, prolongée, et, chose plus essentielle encore, d'agir dans toute l'étendue des cavités auparavant presque inaccessibles.

Cette idée nouvelle qui semblait promettre tant de résultats ne donne pourtant pas tous les effets qu'on aurait pu en attendre.

Le professeur Th. Weber (de Halle) fut le premier qui utilisa cette découverte physiologique. Il se servait dans ce but, soit d'un vase fixé à un mur et dont la partie inférieure était munie d'un tube qu'on introduisait dans le nez, soit d'un appareil à syphon terminé par une olive en corne. Th. Weber n'avait du reste en vue qu'un simple nettoyage des cavités. Aussi ne s'occupe-t-il dans le choix du liquide qu'il emploie que de rechercher un agent facilement supportable, le lait, une dissolution de sel marin, par exemple. Il n'était pas question pour lui de faire de l'irrigation naso-pharyngienne un agent thérapeutique proprement dit, agissant par les propriétés spéciales du liquide injecté.

Le docteur Thudichum, en Angleterre, publia dans *The Lancet* (1864) un article important sur la douche naso-pharyngienne. On ne peut méconnaître que le docteur Thudichum y expose avec beaucoup de clarté les motifs des difficultés qu'on rencontre dans le traitement local des affections du nez, et de l'insuffisance des injections liquides ordinaires et de l'introduction des moyens curatifs sous forme d'onguents. La manipulation la plus habile est, comme il le dit, impuissante à atteindre par de pareils procédés une partie notable des cavités nasales. Il lui est donc facile de démontrer combien la découverte de Weber est précieuse au point de vue thérapeutique.

Le docteur Thudichum ne donne pas toutefois à cette découverte toute l'importance que ces considérations semblaient promettre.

Après avoir décrit l'appareil qu'il propose pour servir à l'irrigation, il ne cite guère son emploi que pour nettoyer les surfaces internes des cavités, ou les débarrasser momentanément de l'odeur fétide de l'ozène. Il recommande dans le premier cas les dissolutions aqueuses de sel marin, de phosphate de soude ; dans le second, une dissolution très-étendue de permanganate de potasse, mais il ne dit pas un mot des médications appropriées aux nombreuses affections des cavités nasales. Nous ajouterons cependant qu'au point de vue du diagnostic, il recommande l'examen des matières entraînées par l'irrigation. La nature de ces matières, la quantité d'épithélium qu'elles renferment varient suivant les affections de la muqueuse. Même dans la forme sommaire où le docteur Thudichum les présente, ces observations sont du plus haut intérêt et méritent de fixer toute l'attention du praticien.

Les médecins qui, à diverses reprises, ont écrit sur l'emploi de la douche naso-pharyngienne sont peu nombreux. Nous nous bornerons à citer les noms de ceux qui nous paraissent avoir contribué le plus au perfectionnement de cette médication.

Dans le n° 11 (année 1854) du *Journal des connaissances médicales*, nous trouvons au compte rendu d'une des séances de l'Académie de médecine de cette époque une exposition sommaire de l'avantage que la médecine pratique peut retirer d'une injection d'eau simple poussée vigoureusement par une narine et rendue par l'autre sans passer par l'arrière-gorge, cette injection étant considérée par l'auteur comme un détersif efficace dans la punaisie. M. Maisonneuve dit que cette méthode de traitement est appelée à rendre de grands services ; il considère le fait physiologique comme ayant été connu de tout temps.

Sans nous arrêter à critiquer quelques points un peu obscurs et incomplets de sa communication, nous dirons que nous sommes surpris de ne point voir le nom de Maisonneuve rappelé dans les écrits qui ont été faits sur la matière depuis 1854.

M. Gailleton, le savant dermatologiste de Lyon, dans un article inséré à la *Revue thérapeutique médico-chirurgicale* (15 août 1867), étudie les médications actuelles de l'ozène et des ulcérations de la muqueuse nasale. M. Gailleton fait ressortir la supériorité incontestable de l'irrigation naso-pharyngienne et recommande l'emploi de diverses solutions salines. Il est le premier, à notre connaissance du moins, qui parle de l'irrigation au moyen des eaux minérales naturelles, spécialement des eaux sulfureuses. Jusqu'à lui, l'idée de faire servir ces eaux à l'irrigation n'avait pas été signalée.

M. Gailleton recommande comme le plus commode et le plus facile l'emploi de l'irrigateur Éguisier. Sans méconnaître la simplicité de cet instrument, nous espérons que celui dont nous parlerons plus loin permet de rendre l'application de la douche plus commode encore et plus efficace.

Nous ajouterons que l'éminent praticien, dans les précautions à prendre qu'il signale, nous semble insister beaucoup sur la difficulté des premières applications chez certains malades. Pour nous, soit que le hasard nous ait favorisé, soit que l'habitude que nous avons prise d'enseigner préalablement au malade le mode opératoire et même de le rendre témoin de l'irrigation sur nous-même ou sur autrui ait suffi pour vaincre sa pusillanimité, nous avons été assez heureux jusqu'ici pour qu'aucune difficulté ne vînt entraver le traitement, même au début. Nous croyons qu'avec un appareil spécial convenablement disposé et en ayant soin de montrer d'avance aux malades combien l'application de la douche est facile, on arrivera à leur éviter, même au début, toute répugnance et tout malaise.

Nous reviendrons d'ailleurs plus loin sur la manœuvre opératoire avec des détails plus étendus.

M. Gailleton ne signale comme résultat obtenu que la disparition momentanée de l'odeur chez les malades atteints d'ozène idiopathique. C'était là un effet déjà remarquable si l'on songe à la simplicité du moyen curatif employé (eau simple ou salée) (1).

(1) Trousseau ne dit pas un seul mot sur l'emploi de la douche nasopharyngienne pour le traitement de l'ozène. Mais malgré cette omission, dont nous n'avons pas à découvrir la cause, nous trouvons dans la *Gazette des Hôpitaux* (28 février 1860) une indication essentielle sur l'application des dissolutions arsenicales au traitement de cette affection.

Du reste, l'efficacité de ces dissolutions, et surtout des eaux arsenicales naturelles, ne saurait être mise en doute par nos confrères au Mont-Dore et par nous; l'eau simplement reniflée nous a toujours

M. Duplay dans son beau traité de pathologie externe recommande, comme le docteur Gailleton, l'usage de la douche au moyen de l'irrigateur Éguisier. Sans s'étendre sur les indications spéciales des dissolutions salines qu'il conseille, il les partage en astringents, caustiques, désinfectants. « Enfin, ajoute-il, on se sert quelquefois avec grand avantage pour les douches naso-pharyngiennes des eaux minérales sulfureuses naturelles ou artificielles. »

M. le docteur Tillot, dans les *Annales des maladies de l'oreille et du larynx* (mai 1875, n° 2), consacre un article très-intéressant à la rhinite chronique ; il emploie la douche naso-pharyngienne comme accessoire du traitement qu'il préconise. Nous nous étonnons qu'il ait rapporté à la pulvérisation une efficacité qui semblerait devoir être souvent bien plutôt attribuée à la douche.

Dans une thèse inaugurale présentée, en 1875, par M. A. d'Azambuja, nous voyons reproduites les idées de M. Duplay.

L'auteur donne quelques observations témoignant des succès de l'irrigation des fosses nasales au moyen de diverses dissolutions.

Nos lecteurs nous pardonneront sans doute d'avoir fait ici cette revue rapide et incomplète de l'histoire de la douche naso-pharyngienne. Nous ne la croyons pas inutile, pour que chacun puisse attribuer aux auteurs qui en ont écrit la part d'invention qui leur revient. Nous ferons remarquer, par exemple, que certains auteurs ont attribué au professeur Th. Weber, de Halle, la découverte du phénomène physiologique qui sert de base à la médication dont nous par-

donné, dans les coryzas, les résultats les plus heureux. On doit donc s'attendre à ce que l'eau du Mont-Dore employée d'une manière plus complète soit naturellement appelée à donner des effets incontestables.

Nous ne nous sommes pas expliqué non plus que dans deux thèses soutenues l'une en 1865, l'autre en 1873, devant la faculté de Paris, et ayant trait aux ulcères simples de la membrane de Schneider, et aux écoulements muqueux et purulents qui se font par le nez, on ne signale même pas la douche naso-pharyngienne.

Le docteur Cazenave, de Bordeaux, qui s'est occupé du traitement du coryza chronique et de la punaisie, n'en parle pas non plus dans ses écrits.

lons, tandis que l'honneur de cette découverte revient à E.-H. Weber, à moins qu'on admette, comme semble le penser Maisonneuve, d'après le compte rendu de l'Académie de médecine que nous avons sous les yeux, que le fait physiologique sur lequel repose la douche naso-pharyngienne ne soit de toute antiquité.

On a pu remarquer, dans ce qui précède, que l'emploi des eaux minérales naturelles n'a été signalé que d'une manière sommaire par quelques auteurs. Le docteur Gailleton recommande les eaux sulfureuses pour l'irrigation nasale. Trousseau, quoique sans parler de l'irrigation, constate les bons effets obtenus par les eaux arsenicales simplement reniflées. M. le docteur Tillot, l'éminent inspecteur des eaux de Saint-Christau, a publié une série d'observations qui témoignent de l'efficacité de l'irrigation faite avec l'eau des Arceaux.

Nous avons eu l'idée d'appliquer à la médication des affections nasales l'eau du Mont-Dore en irrigation. Les eaux thermales du Mont-Dore jouissent depuis longtemps d'une notoriété bien méritée ; leur efficacité pour les affections du larynx et pour celles des cavités naso-pharyngiennes n'était pas douteuse, même pour ceux de nos confrères qui, n'ayant pas recours à l'emploi de la douche nasale, se bornaient à l'usage de l'eau reniflée. Nous avions donc tout lieu d'espérer qu'en étudiant le fonctionnement de ce moyen curatif, en cherchant à faire varier son intensité et ses effets d'après l'indication de chaque maladie, et enfin en l'installant d'une manière véritablement commode pour nos malades, nous arriverions à d'excellents résultats. Nous ferons remarquer plus tard dans quelle large mesure ces prévisions se sont vérifiées. Qu'on nous permette de présenter d'abord les quelques considérations qui nous ont guidé dans la construction de nos instruments, ce que nous ne croyons pas sans intérêt pour l'application thérapeutique de la douche naso-pharyngienne.

Pour se rendre compte d'une manière précise des effets que peut avoir la douche naso-pharyngienne, il paraît convenable de distinguer les éléments qui la caractérisent. L'irrigation nasale consiste en un courant liquide dans lequel on peut distinguer (en supposant donnée la nature du liquide) :

1° La température de l'eau injectée ;

2º La vitesse de l'eau dans son passage à travers les cavités nasales ;

3º La durée de l'irrigation.

Voilà quels sont les trois éléments essentiels de la médication. Si l'on a soin, dans l'application, de les faire varier suivant les cas, la douche naso-pharyngienne, au lieu de n'être susceptible que d'un seul effet déterminé, deviendra un procédé plus sûr et un moyen curatif d'une plus grande portée.

Le premier de ces éléments, la température, est peu variable. On peut admettre, en effet, que pour que les malades supportent facilement la douche, l'eau doit être élevée de 20º à 30º centigrades. Von Trœltsch, dans son traité des maladies de l'oreille, donne comme limites 20º à 27º Réaumur (25º à 33º,75 centigrades). On conçoit sans peine que les chiffres que nous donnons ici n'ont aucun caractère absolu ; les deux limites peuvent, en effet, s'en écarter plus ou moins suivant les indications spéciales, le degré de sensibilité des malades, etc.....

Le second élément, la vitesse de l'eau injectée, est un de ceux sur lesquels le praticien peut agir le plus facilement dans des limites assez étendues. Il est essentiel de ne pas confondre cette vitesse avec un autre élément qui s'y rattache, savoir le débit du courant liquide dans un temps donné, celui-ci ne dépendant pas seulement de la vitesse de l'eau, mais de la section d'écoulement de l'embout introduit dans la narine. Ces distinctions paraîtront d'abord un peu subtiles à nos lecteurs ; mais il leur suffira d'expérimenter quelque temps l'usage de l'irrigation nasale pour se convaincre de leur importance. Il n'est pas, en effet, sans intérêt, dans un traitement local de cette nature, de savoir faire varier convenablement le mode d'action de l'agent. Par exemple, pour une altération étendue de la muqueuse naso-pharyngienne, on devra s'efforcer de la soumettre à un courant d'un fort débit, remplissant autant que possible toute l'étendue des cavités ; au contraire, si l'affection est localisée seulement en certains points, on devra tâcher de les atteindre en dirigeant couvenablement sur eux un courant à vitesse rapide.

L'appareil dont nous donnons plus loin une description sommaire a pour objet de modifier, d'après l'indication pathologique, la vitesse du courant liquide et la quantité d'eau injectée dans un temps donné.

Quant à la durée de l'irrigation, elle peut également varier beaucoup. La respiration par la bouche n'est nullement gênée par le passage du courant et, dans la majorité des cas, les malades peuvent sans fatigue supporter 5 à 10 minutes l'effet de la douche. Nous avons constaté qu'avec les eaux thermales du Mont-Dore une durée de 15 minutes était assez souvent atteinte sans difficulté. Disons encore que malgré la grandeur relativement considérable de ce temps, les malades peuvent prendre, sans répugnance, plusieurs douches nasales par jour.

On conçoit donc sans peine qu'à l'aide d'un agent aussi puissant nous devions obtenir, dans la presque totalité des cas, des succès sérieux et durables. La série des observations que nous présenterons dans la suite a d'ailleurs donné à nos espérances la meilleure des justifications, celle des bons résultats obtenus.

Les considérations qui précèdent montrent qu'un appareil destiné à rendre aussi complet que possible l'usage de l'ir-rigation naso-pharyngienne doit permettre tout d'abord de faire varier à volonté la vitesse et le débit du courant employé. C'est, d'ailleurs, ce que le docteur Thudichum avait parfaitement compris, et l'appareil dont il donne la description permet de faire varier ces éléments.

Afin de conserver à notre instrument toute la simplicité qu'il comporte, nous avons produit les changements de vitesse par une augmentation ou une diminution de la hauteur d'eau dont elle dépend. Un réservoir supérieur qu'on peut faire mouvoir verticalement remplit à merveille le but qu'on se propose. Nous avons soin d'employer toujours, pour amener l'eau de ce réservoir à la narine, des tubes de caoutchouc de longueur et de diamètre sensiblement constants ; la perte de charge qui s'y produit peut donc être considérée comme sensiblement constante, et pour une même hauteur du réservoir au-dessus de l'orifice d'écoulement, la vitesse reste invariable.

Avec les dispositions que nous avons adoptées cette vitesse peut varier beaucoup. La hauteur du réservoir supérieur au-dessus de l'embout varie, en effet, de 2 mètres à

50 centimètres ; nous employons des tubes de caoutchouc de 6 à 7 millimètres de diamètre intérieur, et d'une longueur d'environ 2 mètres. Un calcul bien simple prouve et l'expérience vérifie que dans ces conditions la vitesse varie d'une limite inférieure très-faible à 32 centimètres par *seconde*. On concevra sans peine que les variations de débit du courant liquide s'obtiennent fort simplement en faisant varier la section transversale du canal d'écoulement pratiqué dans l'olive introduite dans la narine.

Nous ajouterons toutefois qu'il ne nous paraît pas utile, dans ces variations, de dépasser un débit de un litre et demi par minute. Ce débit s'obtient facilement, sans que le diamètre intérieur de l'olive dépasse 3 à 4 millimètres.

Voici maintenant quelques détails de construction destinés

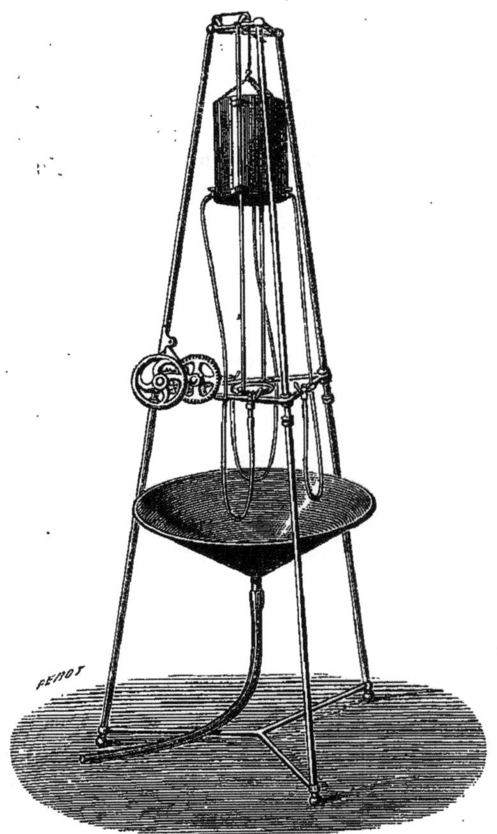

Fig. 1.

à faire comprendre la constitution et l'emploi de notre appareil.

Il se compose essentiellement, comme nous l'avons dit, d'un réservoir supérieur cylindrique de 30 centimètres de diamètre sur 40 de hauteur. Ce réservoir contient donc une trentaine de litres. Il est soutenu par une corde passant sur deux poulies supérieures, et renvoyée par une troisième sur un petit treuil placé à 1 m. 50 c. au-dessus du sol. Il suffit d'agir sur ce treuil pour faire à volonté monter ou descendre le réservoir.

L'ensemble est supporté par un bâti triangulaire formé de trois tiges de fer réunies en haut, à la hauteur du treuil, et en bas par des châssis horizontaux. Afin de conserver à l'appareil toute la légèreté compatible avec sa solidité, les tiges qui le constituent sont creuses. C'est dans l'intérieur de l'une d'elles que passe la corde qui soutient le réservoir. Nous ajouterons que les mouvements de ce réservoir sont régularisés par deux guides verticaux. Ces guides ont un autre avantage, ils permettent, au moyen de vis de pression, de fixer le réservoir dans toutes les positions qu'on veut lui donner. Nous évitons ainsi toute chance de chute. Par surcroît de précaution, le châssis qui porte le treuil présente un appui central annulaire que le réservoir ne pourrait franchir.

L'appareil permet de faire prendre la douche naso-pharyngienne à trois malades à la fois. Le réservoir est muni, dans ce but, de trois robinets qui correspondent à chaque face du bâti. Trois tubes de caoutchouc en descendent et amènent l'eau à la hauteur convenable pour les malades qui se tiennent assis. Chacun d'eux tient à la main un petit appareil qui lui permet d'établir ou d'interrompre à son gré le passage du courant liquide. Nous reviendrons, d'ailleurs, sur l'utilité de cet obturateur.

Il ne suffisait pas d'amener l'eau avec une vitesse et un débit convenables jusqu'à la narine du malade. La douche naso-pharyngienne sort par la narine opposée et il est assez désirable de protéger le malade contre le contact parfois répugnant du liquide qui s'échappe. Dans ce but nous avons imaginé d'établir au centre de l'appareil et à un mètre au-dessus du sol une sorte de grande cuvette circulaire en cuivre nickelé, et dont le bord se trouve placé sous le menton du malade. Celui-ci se trouve soustrait de cette manière à tout contact et à toute projection d'eau désagréable. Enfin un gros tuyau de caoutchouc qui s'adapte à la partie inférieure de la cuvette sert à l'évacuation des eaux qui s'y rassemblent.

Nous n'insisterons pas sur la manœuvre opératoire qui se comprend d'elle-même d'après les dispositions précédemment décrites. Après que le réservoir a été rempli d'eau à la température convenable et que le médecin a réglé la hauteur dont il veut se servir, le malade s'assied et prend à la main l'obturateur qui termine le tube de caoutchouc. Il introduit alors l'olive que porte l'obturateur dans la narine, et quand elle y est convenablement enfoncée il établit le courant liquide.

Il nous reste encore à mentionner ici un point de détail qui, bien que secondaire, ne laisse pas d'avoir une certaine importance pratique pour l'emploi de la douche. Il faut pouvoir, à volonté, lorsque l'olive est introduite dans une narine, faire passer le courant ou l'interrompre, au commencement et à la fin de l'irrigation. De plus il arrive quelquefois, surtout au début, que le malade, peu exercé, provoque par des mouvements de déglutition ou par des contractions musculaires un passage partiel du courant dans l'arrière-gorge : l'impression qu'il en reçoit est désagréable et parfois des quintes de toux en sont la conséquence. Il importait donc, pour rendre le malade plus confiant et pour faciliter le traitement, de mettre à sa portée un moyen commode et rapide d'interrompre le courant lorsqu'il le veut. Le docteur Thudichum recommande au médecin de tenir à la main le tube de caoutchouc « afin qu'il puisse arrêter le passage du liquide dès qu'il voit des bulles d'air s'échapper par la narine ou lorsqu'il aperçoit que le patient commence à avaler ou à devenir agité. » Von Trœltsch recommande dans le même but de faire tenir à la main par le malade le vase contenant le liquide à injecter, afin qu'il puisse à volonté établir ou supprimer le courant en élevant ou abaissant le vase.

Nous n'insisterons pas sur l'avantage qu'il y a à rendre le malade lui-même capable d'interrompre le courant au moment voulu. Il est évident qu'il jugera bien mieux que le médecin qui le surveille le moment opportun. Quant au procédé proposé par von Trœltsch, il est d'une incommodité trop frappante pour qu'on puisse le recommander.

Nous avons fait construire un appareil spécial propre à interrompre le courant, et à porter en même temps l'olive destinée à s'engager dans la narine. Cet appareil que le malade manœuvre d'une seule main, et avec facilité, reçoit donc d'un côté l'extrémité du tube de caoutchouc qui amène l'eau ; de l'autre il porte l'olive. Il suffit au malade de presser légèrement à l'aide du pouce sur un bouton, pour faire passer le courant ; dès que la pression cesse, le courant est interrompu. Ce petit obturateur construit d'après nos indications par M. Collin, à Paris, évite au malade toute appréhension ; il évite aussi que l'eau s'échappant intempestivement par de

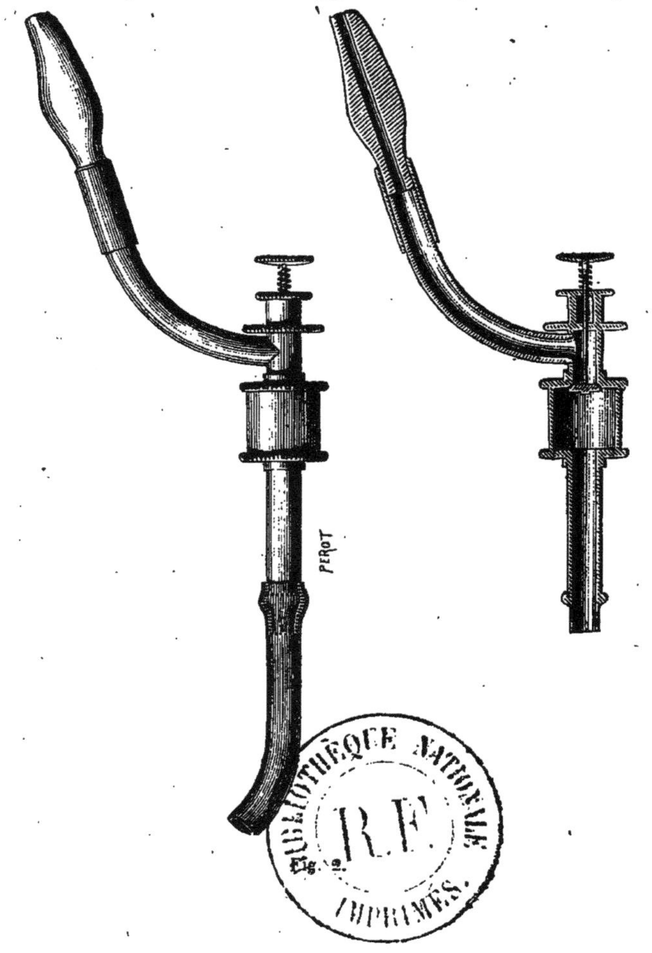

Fig. 2.

fausses manœuvres ne vienne jaillir désagréablement de côté ou d'autre sur le malade.

L'olive dont nous avons fait choix est celle qui a été construite sur les indications de M. L. Tripier et dont la forme correspond au moulage de la partie antérieure de la narine.

Ces petits détails n'ont sans doute en principe qu'une bien faible importance; cependant on constatera sans peine qu'en application ils peuvent rendre d'utiles services.

RECHERCHES SUR LE PASSAGE D'UN COURANT LIQUIDE A TRAVERS LES CAVITÉS NASO-PHARYNGIENNES.

Le but des quelques remarques qui vont suivre n'est pas de donner une théorie scientifique complète du phénomène si curieux du passage d'un liquide à travers le nez et appelé douche naso-pharyngienne. Cette théorie dans l'état actuel de la science hydraulique serait presque impossible. L'analyse mathématique n'a pas en effet dit son dernier mot sur les propriétés des fluides en mouvement, et les difficultés qu'elle a rencontrées dans les études de ce genre sont bien loin d'être résolues. D'ailleurs, quand on songe aux complications anatomiques des régions nasale et naso-pharyngienne et à l'impossibilité de leur donner une définition géométrique précise, on conçoit combien les recherches purement théoriques sur la douche nasale seraient difficiles. Ajouterons-nous que ces recherches seraient, pour le plus grand nombre des praticiens, dénuées de tout intérêt en raison de leur faible valeur pratique ?

Il ne s'agira donc pas pour nous d'exposer ici de pareilles considérations, qui n'y seraient véritablement pas à leur place. Nous essayerons toutefois d'exposer le plus simplement possible nos idées sur les causes qu'il faut attribuer au phénomène du retour du courant liquide qui, lancé par une narine, revient par l'autre en traversant la cavité naso-pharyngienne et sans tomber dans l'arrière-gorge.

L'expérience physiologique de E.-H. Weber conduisait naturellement à l'idée de l'irrigation nasale. Il faut remarquer toutefois qu'elle était faite ainsi que celle de Thudichum dans des circonstances spéciales : le malade était couché

sur le dos, de sorte que le voile du palais tendait naturelle-
ment, par suite de la pesanteur, à produire l'obturation de la
cavité naso-pharyngienne. Aujourd'hui, pour plus de com-
modité, on emploie la douche, la tête du malade ayant une
position presque droite.

Tandis que dans les attitudes recommandées par Weber et
Thudichum on peut se contenter de l'action de la pesanteur
pour expliquer le phénomène du retour du courant, cette
action s'oppose au contraire à l'obturation de la cavité naso-
pharyngienne dans le cas de la position que prend le voile
lorsque le malade est debout ou assis. Il semble même au
premier abord que, dans ce cas, le voile du palais tend à
s'abaisser pour deux raisons : son poids propre et le poids
du liquide introduit qui tend à tomber dans l'arrière-gorge.

Cependant, malgré ces deux raisons, le liquide au lieu de
descendre dans le pharynx revient par l'autre narine. Il faut
donc une cause spéciale, plus énergique que les deux dont
nous venons de parler, qui force le voile du palais à inter-
cepter le passage en s'appliquant sur les parois postérieure
et latérales de la cavité.

La nécessité d'une explication a dû sauter aux yeux de
tous les auteurs qui se sont occupés de la question. Aucun
jusqu'ici n'a, croyons-nous, réussi à en donner une satisfaisante. Les frères Weber, dont les noms sont pourtant
connus comme ceux de savants presque universels, ne se
sont pas occupés de la question, à notre connaissance du
moins. Thudichum se borne à rappeler l'expérience de
E.-H. Weber, sans chercher à l'expliquer. Quant aux auteurs qui vinrent ensuite, quoiqu'ils évitent pour ainsi dire
de se prononcer, on peut dire qu'ils ont admis pour la plupart un simple relèvement musculaire du voile du palais, ce
relèvement étant dû spécialement à ce que le malade respire
par la bouche lors de l'irrigation et à une action réflexe nerveuse due à l'impression produite par le liquide sur la sur-
face supérieure du voile du palais.

Nous allons étudier brièvement quelle est la valeur de
cette explication.

Nous dirons d'abord que la respiration effectuée par la
bouche seule est incapable, sauf dans des cas exceptionnels,
de relever le voile du palais (d'une façon permanente au

moins) de façon à lui faire obturer la cavité naso-pharyn-gienne. Il est facile de s'en convaincre en se plaçant devant un miroir, la bouche largement ouverte, et en respirant uni-quement par la bouche. Le plus souvent le voile du palais se soulève pendant l'inspiration et rétrécit plus ou moins l'espace libre entre la luette et la paroi postérieure de la ca-vité ; il s'abaisse ensuite pendant l'expiration suivante. Si l'inspiration initiale est un peu énergique et surtout un peu brusque, il arrivera même que le voile du palais touchera cette paroi postérieure et obturera *à ce moment* la cavité. Mais cet effet sera toujours de peu de durée, et la contrac-tion musculaire qui le produit cessera au bout de quelques instants, cette contraction pouvant d'ailleurs se reproduire lors d'une inspiration postérieure.

Cela suffit donc à démontrer que si le relèvement muscu-laire du voile du palais explique le phénomène du retour du courant *à un moment donné*, il est impuissant à expliquer comment ce phénomène peut persister pendant une période de temps considérable.

Une objection à ce qui précède se présente ici naturelle-ment à l'esprit. La contraction du voile est, dira-t-on, incom-plète et intermittente, quoique la respiration s'effectue par la bouche dans le cas de l'expérience simple citée plus haut ; mais ne pourrait-on pas admettre que lors de l'introduction du liquide dans la cavité, les organes sont influencés par son arrivée de manière à produire un relèvement complet et du-rable du voile ?

Mais cette explication ne suffit pas davantage. La présence d'un liquide au-dessus du voile ne produit pas toujours son relèvement. Voici ce que dit à cet égard M. Gailleton :

« Répétant les expériences de Weber et Thudichum, j'ob-tiens des résultats semblables. Seulement, lorsque la pres-sion à laquelle est soumis le liquide n'est pas assez grande, ce dernier retombe en partie dans le pharynx.

« Si on fait passer un courant liquide peu volumineux, comme celui d'une petite seringue, dans la narine, le liquide passe en grande partie dans le pharynx ou revient par la narine par laquelle on a pratiqué l'injection.

« Si le jet est plus gros, comme celui que donne une se-ringue à hydrocèle, le liquide revient en partie par l'autre narine, mais il en tombe une certaine quantité dans l'arrière-gorge et il survient des quintes de toux qui coïncident avec cette chute du liquide.

« Enfin si l'on se sert d'un embout assez volumineux adapté à un instrument débitant un certain volume d'eau, le liquide revient en entier par la narine opposée à celle où il a été injecté..... »

Il nous paraît tout à fait impossible d'expliquer ces faits, si différents et si nets, par une pure *contraction musculaire* du voile. Comment admettre en effet que cette *contraction* ne se produise précisément que dans le cas où elle est le plus difficile, c'est-à-dire pour le passage d'un courant d'un fort débit, alors que le voile du palais doit empêcher une plus grande quantité de liquide de tomber dans le pharynx ? Pourquoi le relèvement du voile ne se produirait-il pas, au contraire, quand le liquide, moins rapide et moins abondant, semble plus facile à maintenir dans la cavité ?

Ces observations, sur lesquelles nous croyons inutile d'insister plus longuement, nous paraissent assez simples et assez concluantes pour qu'il faille renoncer à expliquer le retour du courant liquide par un relèvement musculaire permanent du voile du palais.

Voici maintenant une explication que nous croyons nouvelle et qui nous paraît satisfaisante à tous égards. Elle repose sur un phénomène hydraulique bien simple et bien connu.

Le conduit nasal qui donne accès au liquide et la cavité naso-pharyngienne qui lui succède peuvent être considérés comme deux portions d'un même canal. Mais au point de vue physique, ces deux portions sont essentiellement différentes. Le conduit nasal depuis l'orifice externe jusqu'à l'orifice interne présente au liquide une section d'écoulement relativement étroite, rétrécie d'ailleurs par les diverses circonvolutions de la muqueuse. La cavité naso-pharyngienne, au contraire, s'étend en largeur et en profondeur ; obturée par le voile du palais, on peut admettre qu'elle présente un volume de 7 à 12 centimètres cubes. Le liquide injecté se trouve donc dans les conditions suivantes : il parcourt d'abord un conduit nasal médiocrement large, et arrive brusquement dans un espace beaucoup plus vaste, après avoir dépassé le bord postérieur de la cloison.

Admettons un instant que, pour une *cause quelconque* (un relèvement musculaire *momentané* du voile, par exemple), la cavité se trouve obturée à la partie inférieure et que le courant de retour par l'autre narine soit établi à un moment donné. Il est facile, d'après ce qui précède, de comprendre ce qui va se passer dans la cavité.

Lorsqu'un courant liquide (et plus généralement un courant fluide) trouve ainsi brusquement à franchir une section d'écoulement relativement plus étendue, on observe aux environs de cette section des phénomènes de diminution de pression intérieure bien connus des hydrauliciens.

Venturi et d'autres ont fait à ce sujet des expériences concluantes que nous ne rapporterons pas ici, et qu'il est d'ailleurs bien facile de répéter. Le voile du palais sera donc soumis dans notre hypothèse à 4 forces distinctes :

1° P son poids, qui tend à l'abaisser et à favoriser le passage de l'eau dans le pharynx.

2° M une contraction musculaire qui tend à le relever, mais qui, seule, serait impuissante à expliquer l'obturation permanente de la cavité.

3° p sur sa face inférieure, la pression atmosphérique.

4° p' sur sa face supérieure, la pression interne du liquide en mouvement.

L'équation d'équilibre du voile du palais serait donc

$$P + p' = M + p.$$

Ainsi pour que le voile obture efficacement la cavité, on devra avoir :

$$(1)\ P + p' < M + p.$$

Et pour que le liquide tombe dans le pharynx :

$$(2)\ P + p' > M + p.$$

Étudions successivement les éléments qui entrent dans ces formules.

Le poids du voile, P, est très-faible. La contraction musculaire, M, peut varier dans des limites assez étendues. Les praticiens qui sont accoutumés aux observations rhinoscopiques savent avec quelle force souvent inattendue le voile peut soulever les miroirs introduits dans son voisinage.

Les pressions p, p' pression atmosphérique et pression dans le liquide en mouvement satisfont comme on l'a vu plus haut à la relation

$$p > p'.$$

Il faut ajouter que la quantité $p - p'$ est d'autant plus grande que la vitesse d'écoulement du liquide dans la cavité est elle-même plus grande.

Cette différence $p - p'$ qui représente une force agissant de bas en haut, tendant à obturer la cavité, ne fût-elle représentée que par quelques centimètres de hauteur d'eau, suffit dans la plupart des cas à déterminer l'inégalité (1) et par suite à expliquer le relèvement permanent du voile.

Ce qui précède suffit à faire voir pourquoi le retour du courant n'a pas lieu lorsque la quantité $p - p'$ est trop faible, c'est-à-dire lorsque le courant n'est pas assez volumineux.

Enfin, lors des mouvements de déglutition, la contraction musculaire M change de signe comme force; dans ce cas il arrive toujours que c'est l'inégalité (2) qui est satisfaite quel que soit $p - p'$.

L'analyse sommaire qui précède fait clairement ressortir les conditions du succès physique de l'irrigation.

On devra :

1° Produire un relèvement initial du voile du palais.

2° Atteindre par un courant convenable une diminution de pression hydrostatique suffisante au-dessus du voile.

3° Éviter toute contraction musculaire qui tendrait à abaisser le voile.

Nous n'avons pas la prétention d'attribuer à ce qui précède l'exactitude rigoureuse d'un calcul inattaquable. On connaît trop mal la forme, l'étendue, les dispositions relatives des parties dans un sujet donné pour pouvoir assurer que dans tel ou tel cas, avec telle ou telle pression, la douche réussira. Nous avons seulement tâché de préciser, sinon la grandeur, du moins la nature et l'effet spécial des forces qui agissent dans ce phénomène. On trouvera sans doute que c'est là laisser à l'incertitude une bien large part ; on ira peut-être jusqu'à dire que nous nous conservons, pour échapper à des contradictions possibles, une bien grande porte.

Nous ne pourrions répondre à de pareils reproches. Mais nous persistons à croire que nous avons réussi à donner de la douche naso-pharyngienne une explication plausible, basée sur des faits incontestables et qui, malgré ce qui lui reste de vague, doit satisfaire l'esprit de tout expérimentateur consciencieux.

Clichy. — Impr. PAUL DUPONT, 12 rue du Bac-d'Asnières.